AF456495

INSTRUCTION

POUR

TRAITER LES DYSSENTERIES

DANS LES ENDROITS

OÙ IL N'Y A POINT DE MÉDECINS,

Publié par ordre du Conseil de Santé.

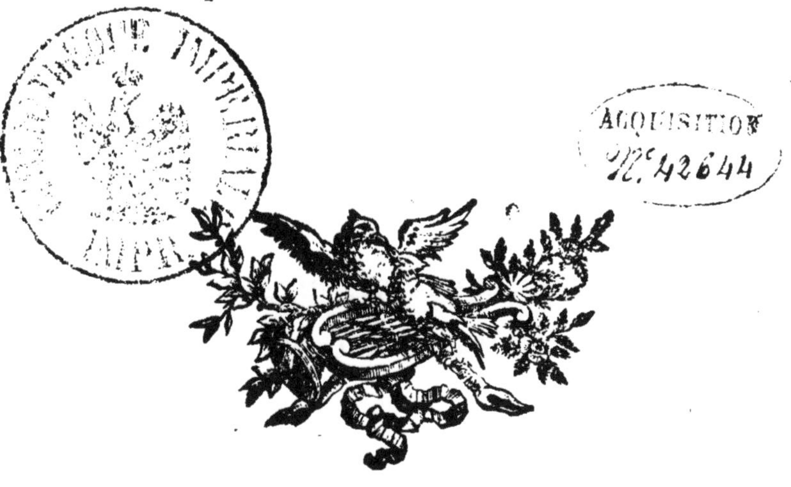

A LAUSANNE,

1794.

PRÉFACE.

Le Conseil de Santé, continuellement attentif à tout ce qui peut intéresser celle des sujets de l'Etat, ayant appris « que » la dyssenterie régnoit dans différens dis- » tricts tant du Pays Roman que du Pays Al- » lemand, que plusieurs personnes s'attiroient » cette maladie manque de ménagemens et » par l'ignorance des causes qui la font naître, » et que plusieurs mouroient pour avoir été » mal soignées et avoir employé des remèdes » domestiques dangereux, jugea que ce mal » pouvoit être fort diminué par une instruc- » tion qui indiqueroit les causes de la mala- » die, les moyens de s'en préserver, la con- » duite à observer lorsque l'on en est atteint, » et dans la convalescence, avec des exhor- » tations pour prémunir contre les remèdes » domestiques et les Charlatans » ; et il chargea le Collège de Médecine de Lausanne de la projetter et de la lui envoyer. Après l'avoir examinée et approuvée il l'a renvoyée avec ordre de la faire imprimer aux fraix de l'Etat, pour la faire distribuer dans toutes les Communautés. C'est cette instruction que l'on présente au public, mais on doit le prévenir que ce n'est point un traité complet de la dyssenterie; un tel ouvrage auroit manqué le but auquel la sagesse du Conseil de Santé a destiné celui-ci, qui, après avoir présenté une fort courte histoire de la maladie, en indique les causes qu'il faut connoître pour les éviter, insiste sur sa contagion, donne les moyens de l'éviter, présente les secours à employer dans les endroits où la maladie règne, pour s'en préserver, et les remèdes que l'on peut employer, sans aucun danger, pour s'en guérir quand on en est attaqué et que l'on n'est à portée d'aucun Médecin, ou d'aucun Chirurgien habitué au traitement des maladies internes les plus fréquentes.

15 Septembre 1794.

INSTRUCTION

Pour traiter les dyssenteries dans les endroits où il n'y a point de Médecins.

§. I. *Histoire.*

QUOIQUE la dyssenterie soit aussi appellée, très-souvent, flux de sang, parce que l'on trouve en effet du sang dans les selles de la plupart des malades, il y en a cependant beaucoup chez lesquels il n'y en a jamais; on a même vu des épidémies nombreuses dans lesquelles on n'en observa point; ainsi il ne faut pas s'y tromper, et croire qu'il n'y a pas dyssenterie là où il n'y a pas flux de sang.

Ce qui caractérise la dyssenterie, ce sont les douleurs dans le bas ventre qui augmentent quand on veut aller à selle, des selles très-fréquentes, et très-différentes, chez les différentes personnes, ou chez la même, d'un moment à l'autre; ordinairement il y a des matières glaireuses, et ce sont ces matières qui sont mêlées de sang, quelquefois aussi on en rend du pur, et les selles sont toujours accompagnées d'une irritation dans le fondement, que l'on appelle tenesme, et qui oblige souvent à faire des efforts pour aller à selle, quoiqu'il n'y ait point de matières à rendre.

La dyssenterie varie beaucoup dans sa violence et dans ses symptômes; il y en a de très-graves et de très-légères.

Quelquefois elle commence par du frisson, de la fièvre, du dégoût, des maux de cœur, une lassitude générale; les douleurs, et les évacuations viennent après; chez d'autres, le mal commence par les douleurs et le besoin d'aller à selle, sans fièvre; la fièvre ne se manifeste qu'ensuite, et quelquefois elle est très-peu considérable; mais presque toujours les douleurs, les évacuations, le travail d'aller fréquemment du ventre et l'insomnie affoiblissent promptement le malade. Dans l'épidémie actuelle, plusieurs malades ont eu la diarrhée plusieurs jours, avant que la dyssenterie se manifesta; et si cette diarrhée eût été soignée d'abord, on auroit vraisemblablement prévenu la dyssenterie.

Quelques malades sont très-altérés ; quelques-uns ne le sont point du tout.

Le nombre des selles et la vivacité des douleurs varient beaucoup; on a vû des malades avoir jusqu'à quinze ou vingt selles par heure avec des douleurs très-aiguës; d'autres n'en avoir pas quinze ou vingt par jour, avec des douleurs plus modérées. Pendant que les selles sont si fréquentes, les urines sont ordinairement peu abondantes, âcres, chaudes, irritantes, et l'on éprouve souvent des besoins d'uriner sans avoir d'urine à rendre avec beaucoup de douleur et d'angoisse. La maladie est quelquefois terminée au bout de cinq ou six jours, d'autres fois elle dure des semaines.

Les signes de mieux sont, la diminution des douleurs, des selles moins fréquentes, et moins chargées de glaires, le retour des excrémens naturels, des urines plus abondantes, et la peau plus humide. Quand la maladie a duré très-long-tems, elle laisse les malades excessivement foibles; ils ont beaucoup de peine à se rétablir complettement, quelques-uns gardent long-tems la diarrhée, d'autres tombent dans la consomption ou l'hydropisie, à moins qu'ils ne soignent beaucoup leur convalescence.

Quoiqu'on regarde en général la dyssenterie comme fort dangereuse, et qu'on la redoute beaucoup, il est cependant vrai que quand elle est bien conduite, et que les malades sont dociles, il est assez rare que l'on en meure.

§. II. *Cause.*

Les grandes chaleurs portent de l'âcreté dans la bile, et dans toutes les humeurs; aussi long-tems qu'elles durent cette âcreté s'évacue par la transpiration insensible et par la sueur; s'il survient des froids, si les soirées, les nuits, les matinées deviennent fraîches, ou si l'on s'expose imprudemment au froid ayant chaud, la transpiration s'arrête, les humeurs âcres se portent sur les boyaux et presque toujours sur les gros; elles se mêlent à l'humeur mucilâgineuse qui s'y trouve, elle les irrite, occasionne des douleurs, et y produit un afflux d'humeurs, comme quelque chose d'âcre dans la bouche y occasionne un afflux de salive; de-là le besoin d'aller à selle; et comme les glaires se détachent avec peine, il se rompt des petits vaisseaux qui donnent plus ou moins de sang.

Quand les étés ne sont pas fort chauds, il y a rarement des dyssenteries; si les chaleurs viennent de bonne heure, elle paroît plutôt; mais le plus ordinairement elle ne paroît qu'à la fin de Juillet ou en Août.

Si l'on pouvoit empêcher que les humeurs n'acquissent de l'âcreté pendant l'été, ou si l'on pouvoit prévenir la diminution de la transpiration, il n'y auroit point de dyssenterie. Depuis quinze ou vingt ans, que l'usage des légumes, sur-tout des pommes de terre et celui de beaucoup de fruits, qui diminuent cette âcreté des humeurs, est devenu plus commun, les épidémies de dyssenteries sont plus rares et moins graves; et les personnes les moins exposées aux variations de l'air y sont les moins sujettes.

Indépendamment de la cause que je viens d'indiquer, qui est la plus fréquente, il y a quelquefois un principe âcre répandu dans l'air, qui s'attache aux boyaux, les irrite, et produit la dyssenterie, comme des principes âcres d'une autre nature produisent la fièvre rouge, la rougeole, des fièvres malignes, des rhumes.

§. III. *Contagion.*

La dyssenterie, de quelque cause qu'elle vienne, est contagieuse, c'est-à-dire, que les exhalaisons des excrémens reçues dans quelques corps, soit par l'air qu'on avale, soit par la respiration, peut-être par d'autres voyes, donnent la dyssenterie, et c'est ce qui la rend si fréquente; sans cette contagion, les simples variations de l'air ne la donneroient pas à tous ceux qui l'éprouvent.

Cette contagion est démontrée de la façon la plus évidente par une multitude d'observations; il n'y a qu'une opiniâtreté invincible qui puisse la nier; et ceux qui voudroient en faire douter le public, seroient bien coupables, puisque ces doutes empêchant de prendre les précautions nécessaires, faciliteroient la propagation de la maladie. La contagion se répand non-seulement par les bassins, mais par les draps, les autres linges, les hardes même, les fosses d'aisance si elles n'ont pas une certaine profondeur, en un mot pour tout ce qui a été impregné d'excrémens ou de leurs exhalaisons.

§. IV. *Moyens de prévenir la communication de la maladie.*

Puisque la contagion est la principale cause de la fréquence de la maladie, le moyen de prévenir cette fréquence, c'est de diminuer, autant que possible la contagion et la disposition des corps à en être affecté.

La contagion est très-aisée, et par-là même extrêmement fréquente, dans la plus part des maisons des villages, parce qu'ordinairement il n'y a qu'une chambre, que plusieurs individus couchent dans le même lit, que souvent il n'y a point assez de linges pour en changer, que l'on tient souvent le pain, et les autres alimens dans cette chambre et que l'on y mange presque toujours, que l'air en est très-peu changé, qu'il est quelquefois très-difficile de le changer, parce que la fenêtre est petite, qu'elle donne sur un fumier, sur une mare, sur des boitons, sur quelque terrain fangeux; que la porte communique avec une cuisine dont l'air est souvent infect, et encore plus difficile à renouveller que celui de la chambre (1). On comprend qu'il est absolument impossible de vaincre tous ces obstacles. Voici ce qu'il y a de mieux à faire pour en affoiblir l'influence.

1°. Que qui que ce soit ne couche dans le lit du malade; qu'on lui prépare une paillasse avec de la bonne paille, ce qui lui vaudra beaucoup mieux que d'être sur une coëtre, parce que la paille s'infecte moins; qu'au lieu du duvet qui lui fait du mal et qui se charge aussi de l'infection, il ait une couverture qui se lave.

2°. Qu'on cherche à lui procurer assez de linges, pour que ceux qui sont infectés puissent être d'abord lavés.

3°. Que personne ne couche dans sa chambre, excepté la personne destinée à le soigner; et comme la dyssenterie règne dans

(1) On remarque une négligence frappante dans les constructions des maisons de villages; on diroit qu'on a cherché à les rendre insalubres et désagréables, tandis que la plus légère attention, sans augmentation de frais, pourroit les rendre plus saines et plus agréables.

une saison encore chaude, où il n'y a point d'inconvénient à coucher dans des granges, cela doit être souvent possible ; c'est surtout les plus petits enfans qu'il est important de soustraire à toute communication avec les malades, parce qu'ils sont très-susceptibles de contagion et que la maladie est plus fâcheuse pour eux.

4°. Que les bassins ou pots de chambre soyent vuidés après chaque selle dans une fosse creusée exprès, s'il n'y en pas naturellement d'assez profondes ; elle doit avoir au moins trois pieds de Berne de profondeur. Qu'on jette dessus un peu d'eau fraîche, et deux ou trois fois par jour un peu de terre ; qu'on lave avec soin le bassin, et qu'en le rapportant dans la chambre, on y laisse un peu d'eau fraîche. Que quatre fois par jour, on brûle deux ou trois cueillerées de vinaigre dans la chambre, jamais de genièvre. Que la fenêtre soit toujours ouverte, à moins qu'elle ne portât trop directement sur le malade, ou que le tems ne fut très-mauvais.

5°. Que tous les linges que le malade salit, soyent d'abord jettés dans l'eau fraîche, et point amassés dans un coin de la maison; où ils deviennent promptement une source d'infection funeste, et qu'ils soyent lavés au plus tard au bout de vingt-quatre heures; mais dans des vases particuliers et jamais dans les bassins de fontaines publiques.

6°. Que l'on ne conserve aucun aliment dans la chambre du malade; qu'il soit interdit d'y manger.

7°. Si les circonstances font qu'un malade n'a personne chez lui pour le soigner, il faut qu'il ait recours à quelque personne étrangère, mais qu'excepté la personne qui lui est nécessaire, sa maison soit fermée à toutes les autres, et que sa petite chambre ne soit point le lieu d'assemblée du village. Dans les autres maladies, cela n'est funeste que pour le malade; ici, cela est funeste pour le malade, les assistans et le public.

8°. Qu'après la guérison, toutes les parties du lit, les hardes employées pendant la maladie, le plancher, les murs même, qui, souvent ont contracté et gardent long-temps de l'odeur, soyent lavés avec soin.

9°. Comme il est constaté que les mauvais remèdes, et il n'y a point de maladie pour laquelle on en conseille autant, font le plus grand mal; il sera défendu à tout autres qu'aux Médecins ou aux Chirurgiens consultés, d'en ordonner aucun, excepté ceux contenus dans cette instruction. On a remarqué que depuis que le Peuple est un peu revenu de l'emploi des remèdes chauds au commencement de la maladie, elle est réellement moins fâcheuse.

Pour diminuer la facilité à être affecté par la contagion, il faut diminuer la tendance des humeurs à la putréfaction, ne rien prendre qui irrite les boyaux et faciliter la transpiration. Pour cela, quand la dyssenterie se répand, les personnes saines feront très-bien de manger peu de viande, point de salé, point de fromage, et de vivre de soupes aux herbes, au beurre, de lait, de beaucoup de légumes soit jardinages et de fruits bien mûrs.

Le préjugé contre les fruits dans la dissenterie a duré trop long-temps, et a coûté la vie à beaucoup de gens; il est heureusement détruit presque partout, depuis près de trente ans; et il est démontré par une multitude de faits, que les bons fruits bien mûrs, excepté ceux qui sont toujours âpres, sont le meilleur préservatif de cette maladie, et qu'ils sont utiles dans la maladie même. En cuisant, ceux qui n'auroient pas toute leur maturité, on leur ôte ce qu'ils avoient de fâcheux. Dans les pays de vignoble, le raisin mûr sera un puissant secours. Les noix sont un aliment peu convenable.

Il sera utile de boire une tisanne d'orge, ou de mêler une couple de cueillerées de vinaigre sur chaque pot d'eau.

On doit éviter avec plus de soin qu'en tout autre temps, de se refroidir quand on a chaud; on voit ces refroidissemens occasionner la dyssenterie au bout de quelques heures.

§. V. *Traitement de la maladie.*

Dès que la maladie se déclare, il faut avoir soin de se couvrir d'abord le ventre avec des linges chauds, de prendre un bain de jambes tiède, en suite de mettre de bons bas, parce qu'il est important d'entretenir la transpiration; pour cela, il vaut mieux se mettre de bonne heure au lit que de lutter avec la maladie; et il faudroit en se mettant au lit y avoir un gilet ou petite veste, y conserver jour et nuit de bons bas, même de laine, avoir soin

quand

quand on se lève pour aller à selle de se couvrir avec quelque vêtement qui soit facile à mettre et chaud, et d'avoir toujours des souliers ou des sabots garnis d'étoffe pour poser ses pieds, et ne jamais les poser à terre; rien n'augmente autant le mal que le froid pris quand on se lève ; et il seroit encore mieux de ne pas sortir de son lit si l'on a des bassins commodes.

Il faudra boire abondamment, sans cependant fatiguer son estomac, une tisanne d'orge d'avoine, de seigle (2), ou de cerises, de prunes même sèches si l'on n'a pas de cerises ; du petit lait bien clair, de l'eau avec une sixième ou septième partie de lait; mais ni vin, ni aucune espèce de liqueur forte, ni aucune infusion amère. La nourriture qui doit être réglée à cinq fois tout au plus dans vingt-quatre heures, sera de soupes aux herbes ou de pain cuit, mais peu grasses, d'orge, de grus, de lait si on le désire, de ris, des fruits cuits, des fruits fondans bien mûrs si

---

(2) On prend deux onces de ces graines, on fait bouillir avec un pot d'eau, jusqu'à ce qu'elles commencent à s'ouvrir; on passe par un linge.

l'on en a. Si le malade répugne à la nourriture, il faut bien se garder de le forcer ; prise, à contre cœur, elle devient un poison et augmente les selles, les douleurs et la foiblesse.

Ces soins pour entretenir la transpiration, ce régime doux et ces boissons abondantes, suffisent quelquefois pour guérir la maladie.

Quand elle exige des remèdes, le premier et presque toujours plus important, c'est un vomitif avec le tartre émétique, ou l'ipécacuanha ; mais généralement le tartre émétique est à préférer (3). On aide les efforts du vomissement par une boisson abondante d'eau tiède, avec un peu de miel ou une infusion de sureau très-légère. Presque toujours la solution de tartre émétique purge, ce qui est très-utile. On ne peut trop insister sur l'importance du vomitif, c'est le remède nécessaire. La nombreuse épidémie de 1768 ne fut

---

(3) Quatre grains de tartre émétique; faites fondre dans quatre petits verres d'eau tiède; buvez-les de quart d'heure en quart d'heure; si les deux ou trois premiers font bien vômir et purgent par en-bas, on ne prend pas le reste. L'ipécacuanha se donne en poudre, trente grains à un adulte, deux ou trois à un petit enfant, à qui il convient mieux que le tartre émétique.

très-fâcheuse que dans les villages ou le préjugé général des habitans se refusoit à le prendre.

Si le malade est robuste et sanguin, s'il a fort chaud, mal à la tête, mal aux reins, si la douleur du ventre paroit fixe dans quelque endroit, si le pouls est fort, il faut faire une saignée au bras, de dix onces pour un homme fait, plus petite pour d'autres; souvent la saignée fait grand bien dans cette maladie, et son omission, du mal; on la ménage trop.

Le soir du vomissement, on doit donner une once de syrop de pavot blanc aux grandes personnes, un demi-quart d'once aux enfans d'un an; le lendemain on se contente de boire abondamment une des tisannes indiquées, et de prendre soir et matin un lavement avec une décoction d'orge, dans laquelle on fait bouillir un moment une demi poignée de fleurs de pavot rouge. Quand les douleurs sont très-vives, on peut les multiplier; ils ne doivent pas être plus considérables que de quatre verres d'un creutzer, et il faut tâcher de les garder. Le surlendemain du vomitif, on purgera avec trois onces de manne, une once de tamarins, et un quart d'once sel de sedlits (4) : on donnera également le soir un lavement et le syrop de pavot, comme le jour du vomitif (5).

Cette médecine se réitérera trois fois, de deux jours l'un, de la même manière; les jours vuides, on donne deux ou plusieurs lavemens. S'il y a beaucoup de sàng, on peut mettre dans les lavemens, au lieu de fleurs de pavot, demi poignée de celles de roses rouges; et si les matières ont une odeur très-puante, ou s'il y a beaucoup d'irritation au fondement, on peut ajouter à chaque lavement deux cueillerées de vinaigre. Ce même lavement avec un gros de nitre fait du bien quand on souffre en urinant.

On peut aussi donner des lavemens avec un gros d'amidon cuit dans l'eau, et appliquer sur le ventre des fomentations avec les mauves, les camomilles et les fleurs de pavot

(4) On verse trois petits verres d'eau bouillante sur la manne, les tamarins et le sel; on dissout bien le tout, on passe par un linge et on boit tiède. Pour les petits enfans, une once et demi de manne suffit.

(5) Si les maux de cœur, la langue très-chargée, un dégoût exténue continuoient, on pourroit donner un second émétique au lieu de la purgation.

rouge, en évitant qu'elles soient jamais froides.

Au bout d'une dizaine de jours, si les douleurs ont beaucoup diminué, au lieu d'une once de tamarins, on peut mettre avec la manne un gros de rhubarbe.

Quand les symptômes qui indiquent le mieux paroissent, on diminue un peu la boisson, on se borne à un lavement par jour; on les quitte même dès qu'il n'y a plus de douleurs, et l'on ajoute aux tisannes, une once de racine de chicorée sauvage ou un gros d'anis; on augmente très-insensiblement la nourriture; les œufs frais à la coque sont alors un très-bon aliment; on se préserve long-temps du froid; moyennant quoi on prévient les mauvaises suites de la maladie.

Quand elle se prolonge au-delà de quatorze ou quinze jours, que les évacuations sont toujours abondantes quoique les douleurs soient moins fortes, qu'il n'y a que peu de fiévre et beaucoup de foiblesse, on donne avec succès la décoction de simaromba qui feroit du mal au commencement (6).

---

(6) Deux gros d'écorce de simaromba pour seize onces d'eau que l'on réduit par la cuison à douze. On en prend deux onces de trois en trois heures.

Il peut survenir des accidens qui demandent des secours particuliers ; leur traitement ne peut pas se placer ici, et exige les directions d'un Médecin, ou d'un Chirurgien habitué au traitement des maladies internes.

On croit encore devoir prévenir qu'il y a une dyssenterie maligne, qui dépend d'un concours de causes différentes de celles de la dyssenterie ; elle se caractérise par une foiblesse excessive dès le commencement, une inquiétude extrême, des douleurs moins vives, quelquefois un peu d'embarras de tête dès les premiers jours, et un pouls toujours petit ; elle est très-fâcheuse ; nous espérons qu'elle ne se présentera pas, et son traitement ne peut être prescrit que par un médecin éclairé qui voie les malades. Elle est décrite dans l'Avis au Peuple.

§. VI. *Devoir des Communautés.*

Quelque simple que soit le traitement indiqué, pour peu que l'on connoisse les campagnes, on comprend qu'il ne s'exécutera point dans plusieurs maisons, et qu'il s'exécutera mal dans d'autres s'il n'y a pas quelque surveillance ; cette surveillance est le devoir de la Commune dont les obligations peuvent se réduire aux articles suivans.

1°. Dès qu'il y a des malades dans une maison, y faire livrer cette instruction et l'y déposer.

2°. Voir, s'il y a dans la maison quelqu'un qui puisse soigner les malades, ou quelque parente, quelque amie intelligente qui s'en charge ; sinon y pourvoir.

3°. Charger quelque membre intelligent du Conseil de Commune de veiller journellement à ce que les précautions contre la contagion soyent exactement observées. Il est très nécessaire, dès que le malade est mort, de sortir le cadavre de la chambre et de le faire porter dans un endroit frais et écarté.

4°. Pourvoir, moyennant une rétribution dont elle se chargeroit, à ce que le Régent, s'il en a l'aptitude et la bonne volonté, la sage-femme, ou s'il n'y en a point, la femme qui en tient lieu, ou quelque autre personne douce et adroite, se charge de l'administrations des lavemens, et soit pourvue pour cela d'une bonne seringue.

5°. S'il y avoit beaucoup de malades et dans différentes maisons, faire préparer la tisane d'orge ou d'avoine par ces mêmes personnes en quantité suffisante et aux fraix de la Commune pour en distribuer à tous. Ceux qui voudroient quelqu'autres boissons, les prépareroient eux-mêmes.

6°. Charger ces mêmes personnes de faire venir un certain nombre de doses du peu de remèdes indiqués, d'une bonne pharmacie, et de les distribuer au prix d'achat: les gens aisés payeroient; la bourse des pauvres payeroit pour ceux qu'elle assiste.

7°. Si la maladie paroissoit grave, ou assez générale, appeller de quelqu'endroit voisin un chirurgien estimé, pour reconnoître la nature de la maladie; et si les remèdes paroissoient ne pas réussir, et la maladie s'opiniâtrer, en avertir le Seigneur Baillif qui pourvoiroit au nécessaire, et en informera le Conseil de Santé.

On doit beaucoup compter sur les soins charitables de Messieurs les Pasteurs, des Seigneurs de place et des autres personnes riches et instruites qui habitent dans les villages.

Décrété de publier le 3 Septembre 1794,

Chancellerie du Conseil de Santé de Berne.

www.ingramcontent.com/pod-product-compliance
Ingram Content Group UK Ltd.
Pitfield, Milton Keynes, MK11 3LW, UK
UKHW022154260726
13993UKWH00005B/2367